Graviola

Der komplette Ratgeber zum ultimativen Superfood

Max Baldner

Inhalt

Einleitung

Als im Jahr 1996 die Forscher vom AgrEvo Research Center, Carolina, USA die Ergebnisse ihrer Studie mit der Graviola Pflanze auswerteten Sie Ihren Augen nicht. Ein Extrakt aus Graviola hatte Krebszellen zum Absterben gebracht. Dieses Ergebnis war so erstaunlich, weil der Graviola Extrakt 10.000 mal stärker wirkte, als das oft genutzte Krebsmedikament Adriamycin.

Nach dieser Studie hätten eigentlich bei allen medizinischen Universitäten und Krebszentren Graviola ins Zentrum der Aufmerksamkeit rücken müssen. Tat sie aber nicht. Die Ergebnisse der Forscher wurden verschwiegen, heruntergespielt als unwichtig bezeichnet und alles getan um Krebs-bekämpfenden Fähigkeiten der Graviola zu relativieren.

Warum interessierte sich kaum ein Forscher für dieses Ergebnis? Warum wurden nicht weitere Forschungen durchgeführt?

Die Antwort auf diese Fragen liegt in unserem modernen Medizinsystem begründet. Jedenfalls auf dem Medizinsystem in unserer westlichen Welt. Der Verkauf teurer Medikamente ist ein Milliardengeschäft. Hilfreiche natürliche Substanzen die Krebszellen zum Absterben bringen sind unerwünscht.

Für die Pharmariesen ist die Graviola eine Gefahr, denn Pflanzen lassen sich nicht patentieren. Es ist zwar möglich Bestandteile einer Pflanze zu extrahieren und dann Patente anzumelden, jedoch zum Leidwesen der Pharma, sind solche extrahierten Einzelstoffe nicht so wirksam wie die ursprüngliche Pflanze.

Was ist die Strategie der Pharma? Graviola wird bekämpft. In Deutschland wurde zwar vor wenigen Jahren das Fruchtfleisch und der Saft als verkehrsfähig zum Verkauf zugelassen, jedoch nicht die Blätter für die Teezubereitung. Natürlich sind diese Verbote nur“ zum Schutz der Verbraucher“ und zu ihrer „ Sicherheit“. In Wahrheit dienen sie dem Schutz der Pharma. Die Patienten sollen gefälligst das Einnehmen, was der Arzt verschreibt und nicht Alternativen suchen.

Die tatsächlichen Gesundheitsvorteile von Graviola werden Ihnen in diesem Buch enthüllt. Erfahren Sie die Hintergründe der Anwendungsgeschichte dieser einzigartigen Pflanze und lassen Sie sich inspirieren von den über viele Jahrhunderte gesammelten Erfahrungen der Volksmedizin. Graviola ist nicht nur ein Anti-Krebsmittel, sondern auch ein potentes Gegenmittel bei Diabetes, Magenbeschwerden, Asthma, Hauterkrankungen und vielem mehr.

1. Graviola Hintergrund

1.1. Was ist Graviola für eine Pflanze?

Der Graviola Baum stammt ursprünglich aus den tropischen und subtropische Gebieten Mittel- und Südamerikas. Insbesondere im Amazonasbecken ist er seit Jahrtausenden weitverbreitet. Er wird im Durchschnitt 10 bis 14 Meter hoch. Seine Früchte sind die größten Beeren der Welt. Sie werden bis zu 5 Kilo schwer. Sie besitzen ein weißes säuerlich schmeckendes Fruchtfleisch. Im Fruchtfleisch sind zahlreiche Kerne enthalten. Eine Frucht kann 50 Kerne oder mehr in sich tragen.

Die Frucht ist reich an Vitaminen und Mineralstoffen, die unseren Körper stärken. Sie besitzt einen hohen Anteil an Ballaststoffen, die den Verdauungsprozess beschleunigen. Das Fruchtfleisch beinhaltet Kalium, Phosphor, Eisen, Kalzium, Lipide bereit. Die Frucht ist reich an Vitamin C und Pro Vitamin A sowie Vitamin B.

Der Graviola Baum ist ein Hermaphrodite. Das heißt jeder Baum hat männliche und weibliche Blüten und trägt Früchte. Das optimale Klima für den Graviola Baum sind Tagestemperaturen von über 30 Grad Celsius. Er braucht viel Wasser, mag es jedoch nicht, wenn seine Wurzeln im Wasser stehen.

Der Graviola Baum wird inzwischen in vielen Teilen Asiens, Afrikas und sogar in Australiens angebaut. Seine Früchte werden zu Saft, Cremes und Süßspeisen weiterverarbeitet. Die Früchte können leider nur schwer exportiert werden, weil sie sehr schnell schlecht werden.

1.2. Graviola Geschichte

Alle Teile der Graviola Pflanze werden in der Kultur und Naturmedizin des Amazonasbeckens und anderen Teilen Süd- und Mittelamerikas seit Jahrtausenden verwendet. In Anbetracht der Tatsache, dass der Amazonas Urwald mehr als 100.000 Pflanzenarten enthält, die Graviola jedoch eine so wichtige Stellung als Nahrungs- und Heilmittel bei den Indianern einnimmt, zeigt den Nutzen dieser Pflanze.

Bis zum 15. Jahrhundert war die Graviola Pflanze nur in Süd- und Mittelamerika verbreitet. Erst nach der Eroberung Mittel- und Südamerikas durch die Spanier gelangte die Graviola nach Afrika und Asien.

Die südamerikanischen Indianer nutzen das Fruchtfleisch als wohlschmeckende Nahrungsquelle. Seit den Anfängen der Zivilisation werden auch die Blätter, Rinde und Kerne der Graviola für medizinische Zwecke verwendet.

Die Ursprünge dieses Heilwissen liegen im Dunklen. Bekannt ist jedoch, dass das Graviola Fruchtfleisch seit Jahrhunderten von den Medizinmännern verwendet wird, um Fieber zu senken. Im südamerikanischen Dschungel sind die Menschen vielen durch Mücken übertragbaren Viruskrankheiten ausgesetzt. Das Dengue Fieber und Malaria sind zwei dieser oft tödlichen Erkrankungen.

Beim Dengue Fieber bekommen die Patienten starke Knochenschmerzen und können innerliche Blutungen erleiden. Die Graviola Frucht wurde von den Indianern offenbar erfolgreich gegen das Dengue Fieber eingesetzt. Wahrscheinlich stärkt das Graviola Fruchtfleisch durch seinen hohen Gehalt an Vitalstoffen das Immunsystem und hemmt die Vermehrung der Viren. So verhindert Graviola innerliche Blutungen bei den Patienten und rettet ihnen unter Umständen das Leben. Auf jeden Fall beschleunigt Graviola den Heilungsverlauf durch seine antivirale Wirkung.

In der gleichen Weise wie gegen Dengue wurde Graviola zur Behandlung von Malaria und anderen fiebrigen Erkrankungen eingesetzt. Das der Einsatz von Graviola gegen Malaria-

Viren wirksam ist, bestätigen neuere Studien. Im Amazonasgebiet wurden die Blätter auch zur Behandlung von Leberproblemen und Krebs verwendet.

Das Fruchtfleisch und die Blätter haben beruhigende Eigenschaften. Deshalb wurde Graviola von den Indianern oft in stressigen Zeiten verzehrt oder als Tee getrunken. Das Essen des Fruchtfleischs stoppt Durchfall, Ruhr und kann sogar Parasiten und Würmer im Verdauungstrakt vernichten.

Der Graviola Extrakt aus den Kernen des Baumes gilt als natürliches Anti-Parasiten-Mittel, beispielsweise gegen Kopfläuse bei Kindern. Neuere Forschungen zeigen, dass der Graviola Tee blutdrucksenkende Eigenschaften hat.

In den Bergen von Peru wird aus den Graviola Blättern ein Tee gebraut, um entzündete Schleimhäute zu behandeln oder um das Ausscheiden von Schleim aus Nase, Hals und Lunge zu erleichtern. Im Amazonasgebiet benutzen die indianischen Medizinmänner, die Blätter und Wurzeln der Pflanze, um den Blutzucker bei Patienten mit Diabetes zu regulieren.

Auch auf den Westindischen Inseln trinken die Einheimischen den Tee aus den Blättern, um Husten, Grippe und Asthma zu behandeln. Sogar stillende Mütter essen die Früchte, um die Milchbildung zu erhöhen.

1.3 Die Erforschung der Graviola

Viele Anwendungen der Graviola in der Naturmedizin wurden inzwischen durch wissenschaftliche Forschungen bestätigt. Die frühesten Studien stammen aus dem Zeitraum 1941 bis 1962. Mehrere Untersuchungen von verschiedenen Forschern zeigten, dass die Rinde krampflösende und durchblutungsfördernde Aktivitäten bei Tieren zeigte.

Forscher überprüften die Eigenschaften des Graviola-Blattes bei Ratten 1991 erneut. Mehrere Studien zeigten, dass die Extrakte von Blätter, Rinde, Wurzel, Stamm und Samen anti-bakteriell in vitro gegen zahlreiche Pathogene.

Graviola-Samen zeigten antiparasitäre Eigenschaften. Eine Studie über den Blätterextrakt aus dem Jahr 1991 erwies sich als wirksam gegen Malaria. In zwei weiteren Studien in den Jahren 1990 und 1993 zeigten die Samen insektizide Eigenschaften.

1.4. Graviola Studien

Im Jahr 1998 wurden vier neue Studien zu Graviola veröffentlicht, die stärkste Anti-Krebs-und Anti-Virus-Eigenschaften der Pflanze zeigen. In den letzten Jahren wurde Graviola-Extrakt weithin bekannt für hoch potente Eigenschaften zur Bekämpfung von Krebs.

Es gibt mehrere Studien über Anonacin, die Verbindung von Graviola, die gegen Krebs wirksam sein soll. Diese Studien wurden jedoch nur im Reagenzglas oder an Tieren durchgeführt und es gibt noch keine klinische Studie am Menschen.

Ein Grund für das Fehlen von klinischen Studien mit Menschen ist die Tatsache, dass eine Pflanze nicht patentiert werden kann. Aus diesem Grund konzentrieren sich die Sponsoren der Studie auf einzelne Wirkstoffe wie auf die Acetogenine, anstatt auf die Wirkung der Pflanze.

In der bekanntesten Studie, die bereist erwähnt wurde, konnte die Wirkung von Graviola mit Adriamycin (bekannt aus der Chemotherapie) verglichen werden. Graviola erwies sich als 10.000-mal wirksamer und tötet Krebszellen, ohne gesunde Zellen zu schädigen, wie es bei Chemotherapie der Fall ist.

Eine der wichtigsten Entdeckungen im Zusammenhang mit Krebs ist die Wirksamkeit von Graviola gegen Parasiten. Viele Krebspatienten sind mit Parasiten infiziert, weil das Immunsystem der Krebspatienten geschwächt. Graviola wirkt gegen innere Parasiten und Würmer, reguliert den Bluthochdruck und wirkt antidepressiv, bekämpft Stress und Nervenstörungen.

1.5. Graviola Nährwert

Graviola enthält reichlich Vitamin C und verschiedene B-Vitamine wie Thiamin, Riboflavin, Niacin und Mineralien wie Kalzium, Phosphor und kleine Mengen Eisen. Der Graviola rohe Nährwert pro 100 g:

Energie 276 kJ (66 kcal)

- Kohlenhydrate 17 g
- Ballaststoffe 3 g
- Fett 0,3 gProtein 1 g
- Thiamin (Vit B1) 0,07 mg
- Riboflavin (Vitamin B2) 0,05 mg
- Niacin (Vit B3) 0,9 mg
- Pantothensäure (B 5) 0,253 mg
- Vitamin B6 0059 mg
- Folat (Vit B 9) 14 mcg
- Cholin 6 mg
- Vitamin C 6 mg
- Eisen 0, 6 mg (5 %)
- Magnesium 21 mg (6 %)
- Phosphor 27 mg (4 %)
- Kalium 278 mg (6 %)
- Natrium 14 mg (1 %)
- Zink 0,1 mg (1 %)

1.6. Andere Ernährungsinformationen:

Graviola ist reich an sekundären Pflanzenstoffen. Sie hat seinen bitteren Geschmack, der sich von nichtflüchtigen Säuren wie Apfelsäure, Zitronensäure und Isositrat unterscheidet.

Die "reichhaltigen" Lipidverbindungen heißen Acetogenine, insbesondere Annonacin und andere Verbindungen, wie Chinolone, Annopentocine, Alkaloide und Corexim Retikulin. Acetogenine haben das Potenzial, das Wachstum von Krebszellen zu verlangsamen. Einige Verbindungen sind antiviral und anti-parasitisch, die die Entzündungen unterdrücken können, die normalerweise durch die Erreger ausgelöst werden. Graviola ist voller Nährstoffen. Fast alle Teile dieser Pflanze haben einen medizinischen Wert.

2 Medizinische Eigenschaften der Graviola

2.1. Blätter der Graviola und ihre Vorteile

Graviola Blätter sind reich an verschiedenen Verbindungen, einschließlich Proteine, Kalzium, Fructose, Fett, Vitamine A und B. Graviola Blätter wurden von der Medizin seit 1974 auf ihre medizinischen und therapeutischen Eigenschaften untersucht. Sie enthalten die höchste Konzentration von Acetegoninen, die wachsartige Substanzen sind, die aus der Kombination von Fettsäuren bestehen. Acetogenine verlangsamen das Wachstum von Krebszellen. Das Anonacin macht es der Zelle unmöglich, ATP-Moleküle zu produzieren, die Energie, die überleben muss. Wenn dies geschieht, geht die Zelle in Apoptose oder Nekrose über und stirbt ab.

Graviola Blätter gekocht sind sehr wirksam bei der Hemmung des Wachstums von Bakterien, Viren, Parasiten und das Fortschreiten von Tumoren. Die heilenden Eigenschaften von getrockneten oder zarten Graviola-Blättern ermöglichen es, sie als Antikonvulsivum zu verwenden. Sie sind auch in der Lage, Fieber und Bluthochdruck zu reduzieren. Graviola Blätter werden bei der Behandlung von Entzündungen und Schwellungen der Beine verwendet. Die Blätter unterstützen die Verdauung und verbessern den Appetit. Der Konsum von Graviola erhöht regelmäßig die Widerstandskraft und erleichtert die schnelle Genesung verschiedener Krankheiten.

Das Blatt der Graviola und der Kortex (mikropulverisiert), kurieren Diabetes, indem sie Blutzucker regulieren, der seine hohe Wirksamkeit in den endokrinen Kompromissen zeigt: Leber, Niere, Schilddrüse, Pankreas, Ovarien, Prostata, Darm, Muskelrelaxans (Herz), Gallenblase, Blinddarm und Lungenkrebs oder Lungenkrebs, Brustkrebs und Hirntumoren, blutdrucksenkend, krampflösend, beseitigt Milben, die Asthma und Bronchialerkrankungen verursachen.

Blatttee kuriert Leberprobleme, verbessert die Funktion der Bauchspeicheldrüse. Es ist effektiv, Kinder zu entwurmen, Malaria zu heilen, und um Abwehrkräfte bei Menschen mit Chemotherapie und auch für Menschen mit HIV (AIDS) zu erhöhen.

Die Stängel, Blätter und Wurzeln gelten als beruhigend, blutdrucksenkend (niedriger Blutdruck), krampflösend und antidiabetisch. Die Blätter werden in Form von Infusionen gegen Erkältungen (Entzündung der Schleimhäute) verwendet. Die gemahlenen Samen werden von den Indianerstämmen in den Anden gegen Darmparasiten verwendet. Andere Verwendungen für Graviola Blätter sind:

Die Vorteile von Graviola-Blättern für das Haar sind sehr wichtig, besonders bei der Ausrottung von Schädlingen, Läusen und Schuppen in unseren Haaren.

Graviola Tee hilft Gewicht schnell zu verlieren. Graviola-Blätter sind sehr harntreibend und reinigend, sodass die mit ihnen hergestellte Tee-Infusion hervorragende Eigenschaften bietet, wenn es um die Reinigung des Körpers und die natürliche Beseitigung der verschiedenen Giftstoffe geht, die sich angesammelt haben.

Graviola Blätter gekocht sind sehr wirksam bei der Hemmung des Wachstums von Bakterien, Viren, Parasiten und das Fortschreiten von Tumoren. Die heilenden Eigenschaften von getrockneten oder grünen Graviola-Blättern ermöglichen es, sie als Antikonvulsivum zu verwenden. Sie sind auch in der Lage, Fieber und Bluthochdruck zu reduzieren.

Graviola Blätter werden bei der Behandlung von Entzündungen und Schwellungen der Beine verwendet. Hilft bei der Verdauung und verbessert den Appetit. Der Konsum von Graviola erhöht regelmäßig die Widerstandskraft und erleichtert die schnelle Genesung verschiedener Krankheiten.

Das Blatt der Graviola und die Rinde (mikropulverisiert), kurieren Diabetes, indem sie Blutzucker regulieren.

Blatttee kuriert Leberprobleme, verbessert die Funktion der Bauchspeicheldrüse. Er ist effektiv dabei Kinder zu entwurmen, Malaria zu heilen. Der Tee stärkt die Abwehrkräfte bei Menschen mit Chemotherapie und HIV (AIDS).

Der Tee wird traditionell verwendet, um den Körper von Schlacken zu reinigen, innere Blutungen zu stillen und als Antikrebsmittel. Die Graviola Blätter sind ein Wundheilmittel. Dazu wird eine Paste der Blätter auf die Wunde aufgetragen. Die Blätter helfen aufgrund ihrer Bitterstoffe die Blutung zu stillen und schützen vor Infektionen durch Bakterien oder Pilze.

Weitere Vorteile des Graviola Tees:

ist fiebersenkend

stärkt das Immunsystem

ist entzündungshemmend

senkt den Blutzuckerspiegel

hilft gegen Krämpfe

wirksam gegen Leberbeschwerden

gegen Asthma

heilt Grippe

senkt zu hohen Blutruck

hilft bei Malaria

Graviola Blätter sind Bestandteil vieler traditioneller Behandlungen für Virusinfektionen. In einem Artikel des Journals of Ethnopharmacologie aus dem Jahr 1998 wurde berichtet, dass Auszüge aus den Blättern das Herpes simplex Virus unterdrückt.

Der Tee kann eine sanfte, beruhigende Wirkung haben, denn er löst die Freisetzung von Serotonin aus. Dieses Glückshormon beruhigt den Körper auf emotionaler Ebene. Dies macht Graviola Tee zu einer alternativen Behandlungsmöglichkeit bei Stress, Depression, Schlaflosigkeit, Launenhaftigkeit, Appetitlosigkeit und anderen psychologischen Problemen.

Der Tee ist krampflösend und entzündungshemmend. Er lindert Muskelkrämpfe und hilft Schmerzen bei Muskelverletzungen zu reduzieren. Außerdem ist er ein potentes Schönheitsmittel für die Haut. Mit dem Teewasser können Sie Akne, Entzündungen und Reizungen der Haut behandeln. In den Blättern sind Acetogenine enthalten. Diese Stoffe haben stark entzündungshemmende Wirkungen.

In einer Studie an Ratten der Universität von KwaZulu-Natal in Südafrika stellte sich heraus, dass Extrakte des Graviola Blattes eine positive Wirkung auf das Lebergewebe haben, das indirekt die Produktion von Insulin und endogenen Antioxidantien im Körper verstärkt.

Der Tee wird seit langem im Amazonasgebiet zur Behandlung von Leber- und Magenbeschwerden eingesetzt. Er vernichtet Darmwürmer, wirkt antibakteriell und hemmt schädlichen Darmpilze wie Candida.

2.1.2 Kontraindikationen für die Verwendung von Graviola Tee:

Die Infusion von Graviola-Blättern wird in den folgenden Fällen oder Bedingungen nicht empfohlen:

- Es wird nicht während der Schwangerschaft empfohlen.
- Bei Babys und kleinen Kindern.
- Der Verzehr von hohen Dosen kann die Darmflora verändern.

2.2 Graviola Frucht

Die Frucht der Graviola, wenn sie unreif konsumiert wird, ist gut gegen Gelbsucht. Einfach in drei Stücke schneiden, den Samen entfernen und verflüssigen. Da die unreife Graviola ziemlich bitter schmeckt, können Sie etwas Honig dazugeben.

Die Frucht ist antibakteriell, krebshemmend, antiparasitär, Antitumor, krampflösend, adstringierend, zytotoxisch, fiebersenkend, blutdrucksenkend, Pestizid, sededativ, gefäßerweiternd.

Eine weitere schon erwähnte Qualität der Graviola-Pflanze ist ihre Fähigkeit, gegen Tumore zu kämpfen. Die Pflanze löst den Zelltod der Tumorzellen aus verringert allmählich die Tumorgrösse, bis der Tumor verschwindet.

Bei Tumoren in Leber, Bauchspeicheldrüse, Lunge, Gehirn oder Nieren sollte die Dosis täglich zwischen 5 und 7 g Graviola Frucht Extrakt betragen und die Einnahme muss länger als sechs Monate dauern.

Als antirheumatisch, anti arthritisch, da wirkt sie sofort positiv bei Gelenkschmerzen und deren Degeneration (Arthrose). Besonders für diejenigen, die eine Behandlung erhalten.

Graviola ist auch hervorragend für das Nervensystem geeignet, da in ihr Lithium in ausreichenden Mengen enthalten ist, um ihre beruhigende Kraft bei reizbaren, nervösen und ängstlichen Menschen auszuüben. Außerdem wirkt Graviola gegen Krämpfe.

Die dunkelgrüne Frucht besitzt ein zartes weißes Fruchtfleisch. Die Schale ist mit weichen Dornen bedeckt. Sie wird geerntet, bevor sie ausgereift ist. Das Fruchtfleisch ist weiß, cremig, fleischig, saftig und leicht sauer. Es hat eine Länge von 20 cm und kann 2,5 kg wiegen.

Das Fruchtfleisch besteht hauptsächlich aus Wasser und liefert Mineralsalze, Kalium, Phosphor, Eisen, Kalzium, Lipide und hat aufgrund der Anwesenheit von Kohlenhydraten einen hohen Kalorienwert.

Es ist reich an Vitamin C und Pro Vitamin A sowie Vitamin B. Das Fruchtfleisch kann in Saft oder Wasser konsumiert werden und ist in der Regel harntreibend.

Es ist sehr wichtig, daran zu denken, dass die Graviola, weil sie einen angenehmen Geschmack hat, in einer angemessenen Weise konsumiert werden sollte. Wenn Sie Graviola als Saft trinken, sollten Sie eine halbe Tasse auf nüchternen Magen für eine Woche nehmen, damit sich Ihr Körper an die enthaltenen Zutaten gewöhnt.

Die Frucht der Graviola ist sehr gut gegen Gelbsucht (Schleimhäute und Augenbindehaut). Dazu können Sie die Früchte schneiden, wenn sie nicht reif sind, und dann zum Verzehr verflüssigt werden. Der Saft kann mit Honig gesüßt werden, um den Geschmack etwas angenehmer zu machen, denn wenn die Frucht nicht reif ist, neigt sie dazu, etwas bitteren Geschmack zu haben. Die Frucht wurde als antiparasitär, antipyretisch (verringert Fieber) und adstringierend in Fällen von Durchfall verwendet. Weitere Vorteile des Graviola Zellstoffs sind:

Graviola hat einen hohen Gehalt an Fructose, einem einfachen Zucker (Monosaccharid). Vitamin B1 in Graviola beschleunigt Stoffwechsel, Durchblutung und verhindert nervöse Störungen. Das Fruchtfleisch enthält auch Vitamin B2, das für die Produktion von Energie im Körper, Speicherung von Fett, Betrieb und Reparatur des Nervensystems und des Herzmuskels unerlässlich ist. Die Frucht der Graviola hilft bei der Behandlung von Bluthochdruck.

2.3 Graviola Samen

Die pulverisierten Graviola Samen dienten den Indianern im Amazonasgebiet als Insektenabwehrmittel. Dazu wird das Pulver aus den Samen auf die Haut verschmiert. Das Samenpulver wurde außerdem zur Behandlung von Kopfläusen verwendet. Das Pulver aus den Samen sollte jedoch nicht innerlich verwendet werden, weil es Nebenwirkungen auslösen kann. In der EU sind Graviola Samen nicht zum Verzehr zugelassen.

3. Wissenschaftliche Forschung zu Graviola

Studien, die von verschiedenen Forschern zwischen 1941 und 1962 durchgeführt wurden, zeigten, dass Graviola eine entspannende Wirkung hat, außerdem den Blutdruck senkt, krampflösend ist und die Muskeldurchblutung erhöht bei Tieren.

1976 entdeckte Dr. Jerry Mc Laughlin von der Universität von Pardue in Kalifornien, dass die Acetogenine der Graviola, starke Antikrebsmittel sind. Eine Studie, die an der Universität von Pardue in Kalifornien durchgeführt wurde, zeigte, dass Acetogenine das Wachstum von Krebszellen selektiv hemmen können und auch das Wachstum von Tumorzellen hemmen, die gegenüber dem Chemotherapeutikum resistent sind.

Im Jahr 1991 haben Forscher die blutdrucksenkenden Eigenschaften der Graviola Blätter bei Ratten nachgewiesen. Es wurde auch gezeigt, dass die Extrakte der Blätter, Rinde, Wurzel, und Samen in Reagenzglasstudien antibakteriell wirksam gegen zahlreiche Erreger sind.

Die Samen haben antiparasitäre Eigenschaften und der Extrakt der Blätter erwies sich als wirksam gegen Malaria. Zwischen 1990 und 1993 zeigten Studien, dass die Samen insektizide Eigenschaften haben. Im Jahr 1997 bewiesen klinische Studien, dass die in der Graviola enthaltenen Alkaloide bei Tieren antidepressiv wirken.

Im daraufolgenden Jahr wurden vier Studien veröffentlicht die spezifische phytochemische Effekte hinsichtlich der Antikrebs und antiviralen Eigenschaften von Graviola- Extrakt entdeckten.

Studien, die in den Jahren 1998 bis 2000 von Dr. McLaughlin durchgeführt wurden zeigten, dass Acetogenine Hemmer sind, die die Energie blockieren, die die Krebszellen benötigen, um aktiv zu bleiben. Die Forschungaarbeiten von Dr. Mc Laughlin haben gezeigt, dass eine kleine Dosis von Graviola-Blattextrakt in der Lage ist, Krebszellen effektiv zu unterdrücken.

In den letzten Jahren wurde der Graviola-Extrakt weithin für hoch potente Eigenschaften zur Bekämpfung von Krebs bekannt, jedoch wurden alle Studien nur in vitro oder in vivo bei Tieren durchgeführt. Ein Grund für den Mangel an klinischen Versuchen am Menschen ist die Tatsache, dass eine Pflanze nicht patentiert werden kann.

Studien wurden mit Graviola im Vergleich zu der Wirkung mit Adriamycin (bekannte Chemotherapie) durchgeführt. Die Acetogenine der Graviola waren 10.000 mal wirksamer als Adriamycin in ihrer Antikrebswirkung ohne gesunde Zellen zu schädigen, wie es bei Chemotherapie auftritt, die auch Übelkeit, Gewichtsverlust und Haarausfall verursacht. Durch eine Chemotherapie wird das Immunsystem zerstört, durch Graviola wird es aufgebaut.

4. Graviola gegen Krebs

Die Graviola hat viele positive Effekte auf den gesamten Organismus. Berühmt ist sie jedoch für ihre Anti-Krebs Wirkung. Seit sich Graviola in der bereits oeben erwähnten Studie als 10.000 mal stärker als Medikamente gegen die Chemotherapie herausgestellt hat, setzen immer mehr Menschen die Pflanze zur Behandlung von Krebs ein. Mit guten Erfolgen.

In der Schulmedizin spielt Graviola dagegen keine Rolle bei der Krebsbehandlung. Im Gegenteil, ihre durch Studien belegten Vorteile werden heruntergespielt oder angezweifelt. Sogar gewarnt wird vor der Verwendung von Graviola vonseiten der deutschen Krebsgesellschaft. Angeblich könnte Graviola das Gehirn schädigen. Was es mit dieser haltlosen Behauptung auf sich hat erfahren Sie noch.

An dieser Stelle einige Hintergrundinformationen zur Anti-Graviola Kampagne in Medien und medizinischen Kreisen:

Graviola und einige andere Naturheilmittel sind der Pharma ein Dorn im Auge. Mit Chemotherapien lässt sich unglaublich viel Geld verdienen. Die Parma entwickelt immer neue Giftstoffe zum „Kampf gegen Krebs“ die exorbitant teuer sind. Es ist dabei nicht entscheidend ob das einzelne Medikament wirksam gegen Krebs ist, sondern, dass es teuer ist. Nur so kann ein Pharmaunternehmen Geld verdienen. Die Kosten für eine Chemo und pro Patient steigen seit Jahren an. Bis zu 100.000 Euro pro Patient müssen die Krankenkassen bezahlen. Die Gesamtkosten für Chemotherapien in Deutschland belaufen sich auf mehrere Milliarden Euro pro Jahr. Tendenz steigend.

Nun stellen Sie sich einmal vor es gäbe ein preiswertes Mittel, welches den Patienten hilft mit dem Krebs fertig zu werden. Noch dazu ohne Nebenwirkungen. Für die Patienten ein Segen für die Pharma eine Katastrophe. Die Gewinne würden einbrechen. Eines dieser natürlichen Mittel gegen Krebs ist Graviola. Nachweislich wirksam, jedoch nicht patentierbar und noch dazu so günstig. Die Pharma is not amused. Deshalb wird Graviola bekämpft wo es nur geht.

Einmal sind es die angeblichen Nebenwirkungen, dann wieder soll Graviola nicht gegen Krebs wirken oder die Wirkung der Chemo negieren. Es ist kein Argument zu billig um die Heilpflanze schlecht zu machen. Deshalb war der Graviola Saft zeitweise in Deutschland verboten. Bis einige Ernährungsexperten dann doch darauf kamen, dass Graviola schon seit Jahrtausenden in Südamerika verzehrt wird. Ohne schädliche Nebenwirkungen. Vergleichbar mit Äpfeln oder Pfirsichen in Deutschland.

Dann wurde das Verbot aufgehoben. Der Feldzug, der von Pharma gegen Graviola geführt wird, zeigt in Wahrheit, dass dieses alte Heilmittel der Indianer eben doch gegen Krebs wirkt. Das einzige Argument ist: es gibt keine Studien mit Menschen, die die Wirksamkeit von Graviola belegen". Es ist jedoch einfach zu erklären, warum das so ist. Weil keine Untersuchungen gemacht werden. Nicht eine einzige Studie.

Doch nun zu den Vorteilen von Graviola bei der Behandlung von Krebs. Die Wirkung von Graviola bei der Krebsbekämpfung beruht auf ihren einzigartigen Vitalstoffen. Eine Vitalstoffgruppe sind die Acetogenine . Zu den Acetogeninen gehören Annonacin, Annomuricin A und B, Annohexocin, Goniothalamicin, Gigantetrocin A, Muricatetrocin A und B, Murihexocin A und B.

Die Wirkung dieser VitalStoffe gegen Krebszellen im Detail:

Annonacin

Wirksam gegen: Leukämie, Lungenkrebs, Darmkrebs, Brustkrebs, ZNS-Tumor, Eierstockkrebs (IGROVl), Nasenrachenkrebs (9KB). Annonacin wurde gegen 60 verschiedene Arten von Krebszellen getestet. Gegen alle zeigte Annonacin eine krebshemmende Wirkung. Gegen Lungenkrebs zeigte Annonacin eine um 30-mal stärkere Wirkung als das Medikament Adriamycin, das bei Chemotherapien eingesetzt wird.

Annomuricin A und B

Annomuricin hat sich in Laborstudien als hemmend auf Zellinien von Lungenkrebs Brustkrebs und Darmkrebs erwiesen.

Annohexocin

Annohexocin befindet sich vor allem in den Blättern der Graviola. Dieser Stoff hat sich im Reagenzglas als hemmend auf Zellinien von Lungenkrebs, Brustkrebs, Darmkrebs, Leberkrebs, Prostatakrebs, Schilddrüsenkrebs erweisen. In einer Untersuchung zeigte Annohexocin eine 15 mal bessere Wirkung gegen Prostatakrebs als das oft bei Chemotherpien verwendete Medikament Adriamycin

Goniothalamicin

Goniothalamicin ist in Studien wirksam gegen Leukämie Lungenkrebs, Darmkrebs, Brustkrebs, Nasenrachenkrebs. Goniothalamicin erwies sich in Studien als 4 mal stärker als das Medikament Adriamycyn bei Lungenkrebs.

Gigantetrocin A

Wirksam gegen: Lungenkrebs Darmkrebs Brustkrebs

Zeigte im direkten Vergleich mit Adriamycin als Standard Chemotherapeutika eine bis zu 86.000 Mal bessere Wirkung bei Darmkrebs

Muricatetrocin A und B

Wirksam gegen: Lungenkrebs Brustkrebs Darmkrebs

Besonderheiten:

Zeigten im direkten Vergleich mit Adriamycin als Standard Chemotherapeutika 9 bis 86.000 Mal bessere Wirkung bei Darmkrebs.

Murihexocin A und B

Wirksam gegen: Lungenkrebs Brustkrebs Darmkrebs Leberkrebs Prostatakrebs Schilddrüsenkrebs

Die einzelnen Vitalstoffe der Stoffgruppe der Acetogenine wurden in verschiedenen Studien im Reagenzglas und mit Labortieren getestet. Die meisten dieser extrahierten Einzelstoffe zeigten eine starke Antikrebswirkung. Die Wirkung aller Acetogenine im Zusammenspiel ist jedoch wahrscheinlich wirksamer und hat bei der Anwendung beim Menschen weniger oder keine Nebenwirkungen. Extrahierte Einzelstoffe können nicht die Wirkung der Graviola als Heilpflanze ersetzen.

4.1 Wissenschaftliche Studien zur Anti-Krebs Wirkung von Graviola

Eine erstaunliche Studie aus dem Jahr 2002 zeigt, wie Graviola gegen Krebs wirkt. Die Studie wurde von renommieren japanischen Wissenschaftlern durchgeführt. In der Untersuchung wurden verschiedene der oben erwähnten Acetogenine geprüft. Zuerst wurden die Mäuse mit Lungenkrebs verursachenden Zellen geimpft. Die Tiere wurden dann in drei Gruppen aufgeteilt. Die erste Gruppe war die Kontrollgruppe, die nichts bekam außer dem normalen Futter. Die zweite Gruppe bekam ein fortgeschrittenes Chemotherapie-Medikament (Adriamycin) und die dritte Gruppe Annonacin, einen Vertreter der Acetogenine in einer Dosierung von 10 mg/ kg.

Nach 14 Tagen, war in der Gruppe der unbehandelten Tiere nur noch eines von sechs Tieren am Leben. In der Gruppe, die mit Adriamycin behandelt wurde, zeigte sich eine Verkleinerung der Tumormasse um 54,6 % gegenüber der Kontrollgruppe. Jedoch waren 50 % der Tiere aufgrund der Toxizität gestorben.

Die Mäuse der Annonacin Gruppe lebten alle. Die Tumore waren um 57,9 % kleiner als bei der Kontrollgruppe. Diese Ergebnisse sprechen klar für die Wirksamkeit von Annonacin bei der Krebsbehandlung.

Diese Studie zeigt die Vorteile der natürlichen Krebstherapie von Graviola. Die Anti-Krebs Wirkung Krebs war leicht besser als beim chemischen Krebsmittel, jedoch die Überlebensrate war dramatisch besser. Ganz zu schweigen von den langfristigen Folgen. Chemische Mittel die bei Chemotherapien verwendet werden steigern das Risiko für neue Krebserkrankungen, während Graviola den Körper stärkt und zugleich die Tumore bekämpft.

In einer Studie aus dem Jahr 2016 der Wayne State University Detroit, wurden neue Acetegenine aus einem Graviola Fruchtpulver extrahiert. Diese Stoffe wurden als muricins M and N bezeichnet. Sie zeigten starke hemmende Effekte auf das Wachstum von Prostatakrebszellen.

Bereits im Jahr 2011 veröffentlichte die Virginia Tech Zeischrift eine Studie, in der sich zeigte, dass Stachelannone das abnorme Wachstum von Brustkrebs auslösenden Zellen stoppen kann ohne schädliche Nebenwirkungen auf die gesunden Zellen. Noch wichtiger war die Erkenntnis, dass die regelmäßige Aufnahme von Graviola Saft die Ausbreitung von Tumoren reduzieren oder sogar ganz verhindern kann.

Die Universität von Nebraska führte 2012 eine eingehende Untersuchung zu den Krebs bekämpfenden Eigenschaften der Stachelannone durch. Das Team bestand aus erfahrenen Professoren und Forschern aus der Biochemie. Sie testeten ob Graviola das Wachstum von Bauchspeicheldrüsenkrebszellen hemmen kann. Die Ergebnisse waren positiv, vor allem bei Bauchspeicheldrüsen-Tumoren. Der Graviola Extrakt behinderte den Stoffwechsel der Krebszellen. Die Forscher beobachteten, dass die Tumore teilweise schrumpften, weil der Graviola Extrakt offenbar einige Krebszellen zum Absterben brachte. Die Anti Krebs Wirkung stieg mit der Wirkstoffmenge des Extraktes.

Die Studien zeigen nur einen Ausschnitt der Möglichkeiten von Graviola bei der Behandlung von Krebs. In den Forschungen wurden immer Extrakte verwendet. Diese enthalten jedoch nicht das volle Spektrum der Antioxidantien und Vitalstoffe von Graviola. Deshalb ist der Graviola Tee, der Saft oder getrocknetes Fruchtpulver wahrscheinlich stärker als ein einzelner extrahierter Stoff. Wahrscheinlich wurden viele der Wirkstoffe der Graviola noch nicht entdeckt. Der ganze Code der Pflanze ist bei weitem nicht entschlüsselt. Sich hier auf einzelne Stoffe zu konzentrieren ist falsch. Graviola bildet als Ganzes einen einzigartigen Vitalstoffkomplex, der stärker ist als jeder einzelne extrahierte Stoff.

In der Volksmedizin wird Graviola und andere mit ihr verwandte Pflanzen aus der Familie der Ananonen schon seit Jahrhunderten gegen Krebs verwendet. So ist der Zimtapfel Annona squamosa ein Naturheilmittel in der Karibik und Indien bei Tumoren. Der Zimtapfel enthält Acetegonine wie Graviola. Die Pflanze bildet faustgroße Früchte, jedoch ohne Stacheln. Die Cherimoya eine nahe Verwandte der Graviola, wird in der traditionellen Medizin Kolumbiens als natürliches Heilmittel als gegen Tumore eingesetzt.

In Afrika wächst Annona senegalensis. Diese Pflanze ist ein bekanntes in Nigeria bei Krebserkankungen. Graviola und ihre verwandten aus der Familie der Anonengewächse enthalten Acetegonine. Das ist eines der Geheimnisse der Antikrebswirkung dieser Pflanzenfamilie. Die krebshemmenden Kräfte sind jedoch nicht nur auf die Acetegonine beschrankt. Viele weitere Bestandteile wie Vitamine, Mineralien und unzählige sekundäre Pflanzenstoffe machen Graviola zu einem natürlichen Mittel gegen Krebs.

4.2 Graviola Anwendung zur Behandlung von Krebs

Zur Krebsbehandlung, Vorbeugung und Nachsorge sind grundsätzlich die Frucht (Saft) die Blätter (Tee) und Extrakte geeignet. Besonders starke Antikrebskräfte werden den Blättern zugeschrieben. Die Dosis zur Behandlung von Krebs sind 3 bis 4 Tassen Graviola Tee.

Graviola Extrakte in Kapseln werden aus den Graviola Früchten hergestellt. Auch hier sind die Acetegonine und andere Vitalstoffe in hoher Menge enthalten. Bei Krebs sollten sie eine höhere Dosis wählen als die Hersteller empfehlen. Sechs bis 10 Gramm Graviola Extrakte pro Tag sind für die Krebsbehandlung empfehlenswert.

Der Saft ist eine gute Option um den Körper auch zu nähren während der Krebsbehandlung. 100 ml Saft sind eine gut verträgliche Dosis. Tee, Saft und Extrakte werden idealerweise von Ihnen kombiniert. So verstärkt sich die gesunde Wirkung.

Ideal für die Krebsbehandlung sind 3 Tassen Tee, 6 Gramm Extrakt pro Tag. Optional noch 100 ml Saft dazu. Den Tee sollten Sie jedoch nur 6 Wochen hintereinander trinken. Dann sollten Sie eine Pause von 10 Tagen einlegen, weil sonst die Nieren geschädigt werden können. Den Saft und die Extrakte können Sie ohne Unterbrechung einnehmen.

Prüfen Sie wahrend der Krebs Behandlung alle 3 Monate die Tumormarker, um den Fortschritt der Heilung zu kontrollieren. Sie können die Graviola Kur mit anderen Naturheilmittel oder mit einer Chemotherapie, Strahlentherapie etc. kombinieren.

5. Graviola zur Behandlung verschiedener Beschwerden

5.1. Fruchtbarkeit von Frauen und Männern

Frauen, die schwanger sind brauchen viel Folat und andere Vitamine und Nährstoffe. Graviola ist reich an Folat, Vitamin C und anderen Vitalstoffen. Auch für Frauen, die schwanger werden wollen ist Graviola hilfreich. Dafür bietet sich insbesondere der Graviola Saft an. Der Tee ist mehr entschlackend und bekämpft Parasiten. Der Graviola Saft und Frucht Extrakte erhöhen bei regelmäßiger Einnahme die Fruchtbarkeit von Frauen und Männern.

5.2. Schlaf und Beruhigungsmittel

Der Graviola Tee und Saft gelten als beruhigende Mittel für tiefem erholsamen Schlaf verhilft. Traditionell wurde Tee in der Karibik nervösen Menschen gegeben. Er hat eine leicht beruhigende Wirkung.

Die Blätter wurden sogar unters Kopfkissen gelegt, um den Schlaf zu verbessern und Fieber zu senken. Inwiefern diese Art der Verwendung wirksam ist lässt sich schwer nach vollziehen. Als Schlafmittel trinken Sie am besten eine Stunde vor der Nachtruhe einen leicht gesüßten Graviola Tee. Wenn Sie den Tee tagsüber trinken wirkt er entspannend. Die Graviola Frucht Tryptophan, das Schlaf und Entspannung begünstigt.

5.3. Die Behandlung von Harnwegsinfektionen:

Durch Ihre vielen antibakteriellen Vitalstoffe ist Graviola hilfreich bei der Behandlung und Vorbeugung Blasenentzündungen von, Harnröhrenentzündung und Blut im Urin. Besonders der Saft ist für die Behandlung von Harnwegerkrankungen geeignet.

5.4. Lindert Verstopfung

Da die Frucht reich an löslichen und unlöslichen Ballaststoffen ist, lindert sie die Verstopfung, erhöht das Volumen des Stuhls und erleichtert die Ausscheidung aus dem Körper. Durch ihre hohe Nährstoffdichte unterstützt Graviola das Wachstum der guten Darmbakterien und bekämpft schädliche Bakterien und Darmpilze.

5.5. Verhindert Osteoporose

Graviola Frucht enthält Kalzium und Phosphor, die für starke Knochen vorteilhaft sind und helfen, Osteoporose zu verhindern. Die Verwendung der Früchte hilft alle Knochenkrankheiten zu lindern.

5.6. Für das Herz-Kreislauf-System

Graviola-Blätter sind nützlich zur Senkung von Cholesterin, Triglyceriden, was wiederum bei der Behandlung von Bluthochdruck hilft. Es gibt keine Studien zur Behandlung von Bluthochdruck mit Graviola, jedoch einige Anwender berichten, dass Graviola den Blutdruck senkt. Graviola hilft dem Herzmuskel nach einem Herzinfarkt sich zu regenerieren.

5.7 Gastritis und Geschwüre

Graviola stärkt die inneren Organe. Bei Gastritis und Magengeschwüren hilft der Tee oder der Saft die verletzte Magenschleimhaut auszukurieren. Eine Ursache für Magengeschwüre sind E. Coli Bakterien. Diese Bakterien werden durch Graviola bekämpft.

5.8. Verlangsamt den Alterungsprozess

Die Frucht der Graviola ist eine reiche Quelle von Vitamin C, das eine wichtige Rolle im Kampf gegen freie Radikale spielt, die für die Hautalterung verantwortlich sind. Graviola Früchte helfen das Hautbild zu verbessern und beugen der Faltenbildung vor.

5.9. Rückenschmerzen Behandlung:

Die Blätter von Graviola sind ein wirksames pflanzliches Heilmittel zur Behandlung von Rückenschmerzen, ohne negative Auswirkungen. Der Graviola Tee hilft die Muskelspannung zu vermindern. Viele Menschen spannen unter Stress unbewusst ihre Muskel an. Graviola hilft durch ihre beruhigenden Eigenschaften den Stress auf körperlicher und geistiger Ebene zu vermindern.

5.10. Diabetes

In der Volksmedizin Südamerikas wird die Heilpflanze schon seit Jahrhunderten für die Behandlung Diabetes verwendet. Der Graviola Tee und die Frucht helfen hohe Blutzuckerspiegel zu senken.

In einer Studie der Universität von Yaounde in Kamerun, verwendeten die Forscher diabetische Ratten, um die Auswirkungen von Graviola Extrakten auf Diabetes zu testen. Den diabetischen Ratten wurden die Extrakte injiziert. Nach zwei Wochen zeigten sich bei den Tieren positive Effekte bei der Senkung des Blutzuckerspiegels. Die Extrakte senkten auch das Cholesterin und andere Fette in den behandelten Tieren.

Der Graviola Extrakt hilft bei der Behandlung von Diabetes, indem er die Bauchspeicheldrüse animiert mehr Insulin zu produzieren. Außerdem gibt es Hinweise, dass er eine schützende Wirkung auf die Leber hat.

Daher fördert die Graviola indirekt die normale Produktion von Insulin und körpereigener Antioxidantien.

Graviola-Extrakte aus den Früchten oder den Blättern (Tee) enthalten mehrere biologisch aktive Bestandteile. Einer dieser Bestandteile ist Acetogenin. Dieser Stoff hilft dabei den Blutzucker auf gesunden Werten zu stabilisieren.

Graviola ist jedoch mehr als nur ein Bestandteil wie Acetogenin. In der Frucht vereinen sich Vitamine, Mineralien und viele sekundäre Pflanzenstoffe, die eine stark antioxidative Wirkung haben. Graviola vermindert die Auswirkungen von Stress auf den Körper außerdem wirkt die Pflanze beruhigend.

Zur Behandlung von Diabetes ist eine 4 Wochen Kur mit dem Tee ideal. Danach eine 4 Wochen Kur mit dem Saft und wieder eine 4 Wochen Tee Kur. Der Tee sollte nur 30 Tage hintereinander getrunken werden. Dann sollte eine Pause von mindestens 2 Wochen erfolgen. Alternativ können Sie einen Frucht-Extrakt verwenden, der unbegrenzt lange eingenommen werden kann.

Die Behandlung von Diabetes mit Graviola sollten Sie mit einer gesunde Diät unterstützen, die wenig Zucker enthält. Vermeiden Sie Süßstoffe aller Art um die Bauchspeicheldrüse nicht zu reizen. Eine 4 Wochen Tee Kur kann den Blutzuckerspiegel um durchschnittlich 10 bis 30 % senken. Die volle Wirkung der Kur zeigt sich meistens erst nach 6 bis 10 Monaten.

Wenn Sie Extrakte verwenden ist die Dosierung 3x 2 500 mg Kapseln pro Tag. Idealerweise nehmen Sie die Kapseln 30 Minuten vor einer Mahlzeit ein. Wenn Sie den Graviola Tee verwenden trinken Sie 2 x 300 ml Tee. Beim Saft ist die Dosis 100 ml pro Tag.

5.11. Stimuliert das Immunsystem und beugt Infektionen vor

Der Nährstoffgehalt der Blätter von Graviola hilft, das Immunsystem zu stimulieren und Infektionen im menschlichen Körper zu verhindern. Die Heilpflanze fördert die Produktion von weißen Blutkörperchen, wenn der Körper mehr von diesen Killerzellen braucht um Angriffe von Viren und Bakterien abzuwehren.

5.12. Durchfall

Gegen Durchfall hilft Graviola weil sie wegen ihrer starken insektiziden Wirkung, die den Durchfall verursachenden Bakterien eliminiert. Graviola ist viel effektiver als ein Antibiotikum und wirkt ohne die Darmflora zu beschädigen. Die Rinde und das Blatt haben antibakterielle und antimykotische Eigenschaften, die schädliche Bakterien und Pilze im Darm beseitigen.

5.13. Menstruationskrämpfe

Bei Menstruationsschmerzen trinken Sie eine Tasse Graviola-Tee und ruhen sich aus. Nach 2 Stunden trinken Sie noch eine Tasse Tee. Nehmen Sie ein warmes Bad und entspannen Sie.

5.14. Ausgleichend auf die Hormone

Graviola normalisiert die Produktion von Hormonen in den verschiedenen Drüsen unseres Körpers. Der Tee und der Saft fördern die Gesundheit der Nebennieren, Eierstöcke und Prostata.

5.15. Leber

Auf der anderen Seite sind Graviola Blätter sehr vorteilhaft für die natürliche Reinigung der Leber. Tatsächlich ist der Tee eine ausgezeichnete Option, um die Leber zu reinigen.

5.16. Für das Nervensystem:

Graviola Blätter sind sehr vorteilhaft für das Nervensystem, da es als mildes Beruhigungsmittel wirkt. Darüber hinaus ist es eine natürliche Option, besser zu schlafen, da der Tee Schlaf induziert. Daher ist Graviola Tee eine interessante natürliche Option, wenn es darum geht, Nerven, Angst und Stress zu lindern.

5.17. Behandlung von Hautkrankheiten

Graviola ist ein natürliches Heilmittel für die Behandlung von Hautausschlägen. Die Anwendung frischer Blätter auf den von den Pickeln und Entzündungen betroffenen Hautstellen verbessert die schnelle Heilung.

5.18. Wundbehandlung

Der fleischige Teil der Graviola-Frucht kann für mindestens drei Tage als Umschlag über den Schnitt- oder Wundbereich aufgetragen werden. Dies beschleunigt nicht nur den Heilungsprozess, sondern verhindert auch bakterielle Infektionen.

5.19. Ekzembehandlung

Ekzem ist ein Begriff für Hauterkrankungen. Ekzeme sind auch als atopische Dermatitis bekannt. Ekzeme können aufgrund von Umweltfaktoren, Allergenen, Bakterien und genetischen Faktoren sich entwickeln. Die Ekzeme sind von bräunlicher Farbe, wie kleine Ausstülpungen, die eine Kruste haben und Flüssigkeit freisetzen können.

Wie bereits erwähnt, können Graviola Blätter Ekzeme natürlich behandeln. Zur Behandlung von Ekzemen ist es hilfreich, einige Graviola Blätter zu einer Paste zu verarbeiten und zweimal täglich als Salbe auf die betroffenen Stellen zu streichen. Dies wird helfen, die Schmerzen, die durch Ekzeme verursacht werden zu lindern. Darüber hinaus hilft das Trinken von Graviola Saft.

5.20 Behandlung von Pickeln:

Akne und Mitesser beeinflussen das Aussehen der Haut. Graviola Blätter sind wirksam bei der Beseitigung von Akne, die die Bakterien töten kann, die es verursachen. Dafür werden ein paar Graviola-Blätter zerdrückt und als Maske auf die Gesichtshaut aufgetragen. Das ist sehr nützlich bei der Vorbeugung von Mitessern. Die Blätter werden zu einer Paste verarbeitet und als Peeling auf dem Gesicht verwendet, um schwarze Flecken zu beseitigen.

5.21. Behandlung von Psoriasis:

Psoriasis ist eine häufige Erkrankung, die den Lebenszyklus von Hautzellen verändert. Dieser Zustand bewirkt eine schnelle Vermehrung der Zellen auf der Hautoberfläche, was zu zusätzlichen Zellen führt, die dicke, juckende Flecken, trockene Wunden, Rötungen und Schmerzen verursachen.

Obwohl nicht bestätigt werden kann, dass Psoriasis ausschließlich eine Autoimmunkrankheit ist, spielt das Immunsystem eine sehr wichtige Rolle bei dieser Erkrankung.

Das Immunsystem ist verantwortlich für den Schutz des Körpers vor Viren, Bakterien, Parasiten aber manchmal reagiert es nicht richtig und greift die eigenen Zellen an.Dies führt zu sogenannten Autoimmunerkankungen.

Bei der Psoriasis kommt es zu einer Zunahme bestimmter Zellen des Immunsystems, die die Zellen der Epidermis angreifen und eine Entzündung der Haut verursachen.
Der Nährstoffgehalt von Graviola Blättern stimuliert das Immunsystem und beugt Infektionen im Körper vor.

5.22. Verhindert Erkrankungen des Nervensystems:

Das Fruchtfleisch der Graviola Frucht enthält Vitamin B1, erhöht den Stoffwechsel und die Durchblutung und beugt nervösen Störungen vor. Graviola ist wohltuend für das Herz und beugt Nervenschäden vor und enthält auch Vitamin B2, das für die Leber wichtig ist

5.23. Behandlung von Bluthochdruck:

Das Fruchtfleisch der Graviola Frucht hilft Bluthochdruck zu kontrollieren. Graviola hat einen hohen Anteil an Kalium und Natrium, was es für Menschen mit Bluthochdruck nützlich macht.

5.24. Wie Graviola die Gesundheit Ihrer Haare unterstützt

Chemikalien in Shampoos und Umweltschadstoffe, der Mangel an richtiger Hygiene und das Fehlen bestimmter Vitamine, Mineralien und Nährstoffe für die Gesundheit der Haare, führen zum Auftreten von Schuppen, Spliss, Verlust und Verdünnung der Haare.

Gesunde Haare sind ein Zeichen für gesunde Haarfollikeln und einen gesunden Körper. Dafür ist jedoch eine ausreichende Versorgung mit Nährstoffen für das Haarwachstum nötig. Die Nährstoffe aus der Graviola bilden die Grundlage für einen gesunden Haarwuchs und schöne Haare.

5.25. Behandlung von Läusen:

Läuse sind Parasiten, die sich von dem Blut der Menschen ernähren. Sie erzeugen Beschwerden wie starken Juckreiz oder kleine Läsionen auf der Kopfhaut. Kinder sind in der Regel am stärksten von dieser Seuche betroffen, da sie in Kindergärten oder Schulen leicht angesteckt werden.

Derzeit gibt es viele Haarbehandlungen und kommerzielle Heilmittel, die eine Lösung bieten, um diese Insekten und ihre Eier zu töten. Viele dieser Produkte sind jedoch mit giftigen Chemikalien beladen, die Hautreizungen verursachen können und sehr aggressiv für Kinder sind.

Graviola Blätter haben die Fähigkeit, das Wachstum von Parasiten zu hemmen, die auf der Kopfhaut wachsen und Läuse und Schuppen verursachen können. Kochen Sie die Blätter für 10 bis 20 Minuten und Verwenden Sie dann das Wasser, um das Haar zu waschen und so die Läuse und Schuppen zu entfernen.

5.26. Erkältungen

Bei Erkältungen wird der Graviola-Tee für die Behandlung der entzündeten Schleimhäute verwendet. Es wird mit Minze als Tee-Infusion verwendet. Der Graviola Tee ist krampflösend bei Asthma.

5.27. Übergewicht

Bei Übergewicht hilft die Graviola gegen die Anhäufung von Fett im Körper. Die Frucht und der Tee hilft Gewicht nach und nach abzubauen. Graviola hilft als ausspülendes Mittel (Diuretikum) bei der Eliminierung von Flüssigkeiten, fetten Flüssigkeiten (die Cholesterin bilden) und bei der Beseitigung von Harnsäureüberschuss und Verkalkung der Nierenzellen

6. Praktische Anwendung von Graviola

Graviola kann als Tee, Saft, Extrakt, Badezusatz oder als Paste auf der Haut verwendet werden.

6.1. Graviola Tee Zubereitung Rezepte

Der Graviola Tee wird aus den frischen oder getrockneten Blättern des Graviola Baumes zubereitet.

Hier zwei Rezepte wie Sie den Tee zubereiten können:

Teezubereitung für Liebhaber und Genießer

Dieses Rezept bietet Ihnen ein tolles Geschmackserlebnis.

Anleitung:

Geben Sie 1 bis 2 Esslöffel der geschroteten Graviola Blätter in eine Teekanne und fügen 300 ml kochendes Wasser hinzu. Lassen Sie dann den Tee 5 bis 10 Minuten ziehen. Entfernen Sie die Blätter vor dem Trinken.

Wenn Sie ganze Blätter verwenden, nehmen Sie 2 bis 3 Stück für ein bis zwei Tassen Tee. Lassen Sie Blätter im Wasser für 10 Minuten köcheln lassen. Vor dem Servieren die Blätter entfernen.

Diese kurze Zielzeit erlaubt Ihnen, genügenden Geschmack aus den Blättern und Kräutern für eine ausgewogene Tasse Tee zu extrahieren. Den Tee können Sie mit Honig oder Zucker süßen.

Teezubereitung für die Gesundheit

Die Zubereitung des Graviola Tees mit maximalen gesundheitliche Vorteilen erfordert etwas mehr Zeit.

6.1.1 Medizinischen Graviola Tee zubereiten Methode 1

Wenn Sie zerkleinerte Blätter verwenden, fügen Sie davon 1 bis 2 Esslöffel Tee pro Tasse kochendem Wasser hinzu. Die Teeblätter sollten mindestens 10 Minuten gekocht werden. Sie können den Tee bis zu 20 Minuten ziehen lassen.

6.1.2. Medizinischen Graviola Tee zubereiten Methode 2

Bei der zweiten Methode verwenden Sie ganze Graviola Blätter. Von den Blättern geben Sie 5 bis 10 Gramm in einen Topf mit einem Liter Wasser. Bringen Sie das Wasser zum Kochen und lassen Sie es köcheln, bis das Wasser um die Hälfte reduziert wurde.

Durch diese lange Kochzeit werden mehr Vitalstoffe aus den Blättern extrahiert. Sie können entweder den Tee bei Raumtemperatur trinken oder ihn aufwärmen.

Zum Abgießen des Teewassers verwenden Sie am besten ein Teesieb mit sehr kleinen Löchern, weil die Blätter einen feinen Rückstand hinterlassen können, der weniger angenehm zu trinken ist. Sie können auch einen Kaffeefilter verwenden.

Um die positiven Effekte des Graviola Tee noch zu potenzieren, sowie den Geschmack zu verbessern, können Sie einige andere gesunde Krauter und Gewürze mit den Graviola Blättern kochen.

Welche Kräuter eigen sich dafür?

6. 1.3 Rezepte 1 bei Diabetes

Wenn Sie unter Diabetes leiden sind Zimt, Lorbeerblätter und Bohnenschalen eine ausgezeichnete Ergänzung zu Graviola. Sie kochen eine Zimtstange, zwei Lorbeerblätter und 3 Gramm Bohnenschalen mit den Graviola Blättern für 20 Minuten. Dieser Tee hat äußerst positive Effekte auf den Blutzucker.

6.1.4. Rezept 2 für Frauen

Bei vielen Frauenproblemen wie Menstruationsschmerzen, Wechselwahlbeschwerden, kalten Händen und Entzündungen im Magen, Blasenproblemen bereiten Sie den Graviola Tee zusammen mit Kamille zu. Die Kamillenblüten kochen Sie jedoch nicht mit den Graviolblättern. Sie bereiten stattdessen den Graviola Tee wie oben beschrieben zu und gießen ihn durch ein Teesieb in eine Tasse ab mit 5 Gramm Kamillenblüten. Den Tee lassen Sie nun 10 Minuten ziehen und gießen dann das Graviola-Kamillenteewasser durch ein Teesieb ab.

Die Graviola und Kamille vertragen sich ausgezeichnet. Die beruhigende Wirkung der Graviola wird durch die Kamille verstärkt. Das gleiche gilt für die entzündungshemmenden Effekte. Dieser Tee eignet sich, insbesondere für Frauen. Die Kamille ist eine typische Heilpflanze für Frauen, jedoch nicht so sehr für Männer.

Den Graviola Tee sollten Sie am nur maximal 6 Wochen lang trinken. Dann legen Sie eine Pause von 7 bis 14 Tagen ein. Nach der Pause können Sie wieder 6 Wochen lang den Tee trinken.

6.2. Graviola Saft und Frucht Anwendung

Die Graviola Frucht ist in Europa nur sehr schwer erhältlich, außerdem handelt es sich dabei nicht um richtig gereifte Früchte.

Die Graviola Frucht bekommt im reifen Zustand sehr schnell dunkle Flecken und wird dann ungenießbar. In Südamerika wird die Graviola innerhalb weniger Tage verzehrt, sobald Sie reif ist. Der Graviola Saft ist deshalb in den nördlichen Breitengraden die beste Alternative zur reifen Frucht.

Mittlerweile gibt es einige hochwertige Graviola Säfte in Naturkostläden zu kaufen. Die tägliche Dosis Graviola Saft sollte zur allgemeinen Stärkung etwa 100 bis 200ml pro Tag betragen. Den Graviola Saft können Sie unbegrenzt lange zu sich nehmen.

6.3.Graviola Extrakte

Zurzeit sind nur Graviola Extrakte aus den Früchten in Europa als Nahrungsergänzung erlaubt. Die Kapseln enthalten meistens ca. 500 ml Graviola Extrakte. Zur Vorbeugung und allgemeinen Stärkung sind 2 x 500 mg Graviola Extrakt pro Tag eine gute Dosis.

Bei schweren Krankheiten sind höhere Dosierungen von 4 bis 8 Gramm Graviola Extrakt erforderlich. Es gibt leider keine Untersuchungen, welche Dosierung beim Menschen am besten wirkt. Aus Erfahrungsberichten geht hervor, dass 4 bis 8 Gramm Graviola Extrakte bei Krebserkrankungen eine gute Dosis sind. Nehmen Sie die Graviola Extrakte immer mit einem Glas Wasser auf nüchternen Magen zu sich. Sie sollten einen Abstand von 30 Minuten bis zur nächsten Mahlzeit einhalten.

7. Nebenwirkungen

Graviola Tee, Saft und Extrakte lösen bei einigen Menschen milde Nebenwirkungen wie Durchfall aus. Die bekannteste angebliche Nebenwirkung von Graviola soll jedoch das Risiko für eine neurodegenerative Krankheit sein, die nur auf der karibischen Insel Guadeloupe vorkommt. Eine Forschungsgruppe stellte die Behauptung auf, das Annonacin aus Graviola das Gehirn schädigen würde.

Das Argument war, dass die Bewohner von Guadeloupe durch ihren hohen Verbrauch an Früchten verschiedener Annonengewächse an dieser neurodengerativen Erkrankung erkranken würden, die Ähnlichkeiten zu Parkinson hat. Die französische Lebensmittelsicherheitsbehörde widersprach jedoch im Jahr 2010 dieser Theorie und befand das Graviola sicher sei. Es gibt keinen Hinweis, dass die Erkrankungen auf Guadeloupe etwas mit dem Verzehr von Graviola oder anderer Annonengewächse zu tun haben.

Zum Schluss

Der besondere Wert von Graviola liegt offenbar in ihren natürlichen Anti-Krebskräften. Die Pflanze verfügt über Acetogenine und andere Vitalstoffen, die Krebszellen in Studien zum Schrumpfen und Absterben brachten. Diese speziellen Fähigkeiten von Graviola sind in der Volksmedizin seit langem bekannt.

Die Schulmedizin sträubt sich gegen diese Erkenntnisse und führt lieber Chemotherapien durch ohne Graviola zu testen. Das wird so bleiben. Zu stark ist die westliche Gesundheitsbranche in den Klauen der Pharmaindustrie gefangen. Jedoch Sie haben nun das Wissen um die Heilkräfte der Graviola Pflanze. Als Tee, Saft oder Extrakt eingesetzt, kann Graviola viel zur Stärkung des Immunsystems und der inneren Organe beitragen ohne Risiken. Das Immunsystem ist der Schlüssel zur Krebsheilung.

Wenn Sie Graviola in den angegebenen Dosierungen verwenden, werden Sie keine oder nur sehr geringe Nebenwirkungen erleben. Sie werden wahrscheinlich an Kraft, Gesundheit und Lebensfreude gewinnen und nichts verlieren, wenn Sie Graviola in Ihre tägliche Ernährung einbauen.Wenn Sie oder jemand in Ihrer Familie an Krebs erkrankt ist, nutzen Sie Graviola um den Körper risikolos auf dem Weg zur Gesundheit zur unterstützen. Graviola ist auch kein Gegensatz zur Schulmedizin, sondern Operationen, Chemo- und Strahlentherapie etc. können mit Graviola kombiniert werden.

Bei anderen Erkrankungen wie Diabetes, Herz-Kreislauf-Erkrankungen und vielen weiteren, ist Graviola ein natürliches Hilfsmittel, welches durch seine Vitalstoffe die Lebenskraft stärkt.

Sie haben nun viel Hintergrundwissen zu den Vorteilen von Graviola. Jetzt ist es an Ihnen dieses Wissen zu nutzen um Ihr Leben besser zu machen. Es ist einfach. Sie brauchen nur hochwertige Graviola Produkte wie Saft, Tee und Extrakte täglich zu sich nehmen.

Wenn Sie Fragen oder Rückmeldungen zu Graviola haben können Sie mir eine schreiben an: max.baldner@gmail.com

Schöne Grüße

Max Baldner

Printed in Poland
by Amazon Fulfillment
Poland Sp. z o.o., Wrocław

54138561R00040